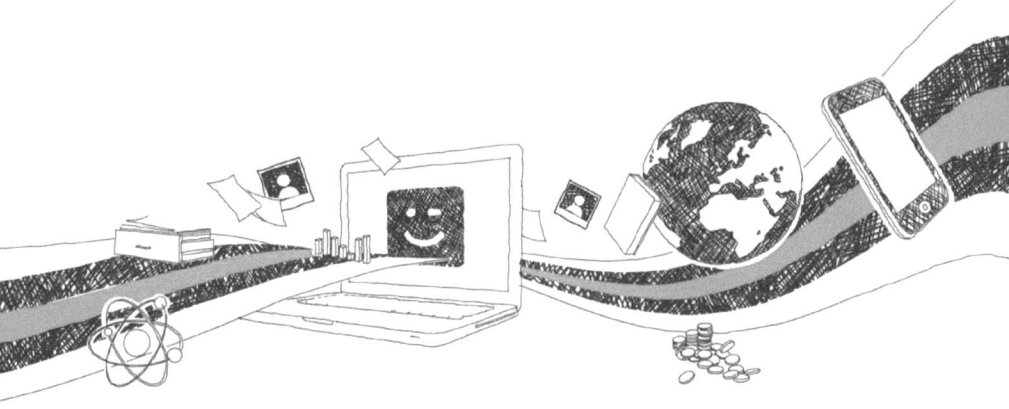
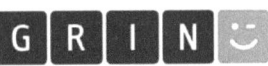

Bibliografische Information der Deutschen Nationalbibliothek:

Die Deutsche Bibliothek verzeichnet diese Publikation in der Deutschen National-
bibliografie; detaillierte bibliografische Daten sind im Internet über http://dnb.d-
nb.de/ abrufbar.

Impressum:

Copyright © 2015 GRIN Verlag
Druck und Bindung: Books on Demand GmbH, Norderstedt Germany
ISBN: 9783668277755

Dieses Buch bei GRIN:

https://www.grin.com/document/338488

Benjamin Schmidt

Demenz als Hospitalisierungseffekt oder sonderpädagogische Herausforderung!?

GRIN Verlag

GRIN - Your knowledge has value

Der GRIN Verlag publiziert seit 1998 wissenschaftliche Arbeiten von Studenten, Hochschullehrern und anderen Akademikern als eBook und gedrucktes Buch. Die Verlagswebsite www.grin.com ist die ideale Plattform zur Veröffentlichung von Hausarbeiten, Abschlussarbeiten, wissenschaftlichen Aufsätzen, Dissertationen und Fachbüchern.

Besuchen Sie uns im Internet:

http://www.grin.com/

http://www.facebook.com/grincom

http://www.twitter.com/grin_com

Gliederung

1. Dr. Hendrik Trescher

*2005-2010 Studium: der Soziologie, Psychologie, Erziehungswissen-schaften, Sozialpsychologie, Europäischen Ethnologie, Bildungswissen-schaften an der Universität Freiburg, Goethe-Universität Frankfurt und der Universität Wien, 2009: **Diplom Pädagogik** ,2010: **Diplom Soziologie**

*2011-2012 Promotion (Dr. phil.) in Erziehungswissenschaften an der Goethe-Universität Frankfurt und der Universität Wien

*2008-2010 Pädagogischer Leiter von Wohngemeinschaften für demenziell erkrankte Menschen

*seit 2013 Habilitationsprojekt : „Freizeit als Fenster zur Inklusion. Konstruktionen von Teilhabe und Ausschluss für erwachsene, institutionalisiert lebende Menschen mit ‚geistiger Behinderung'

*seit 2013 Vertretung der Professur für Erziehungswissenschaft mit dem Schwerpunkt Sonderpädagogik an der Goethe-Universität Frankfurt

2. Epidemiologie der Krankheit Demenz: Demenz (lat. dementia) = Unsinn, Wahnsinn oder Torheit.

-Ca. 1.3 Mio. Demente in Deutschland, entspricht 1,5 % der Gesamtbevölkerung.

-Bis zum Jahre 2050 wird eine Verdopplung dieser Zahlen erwartet *(Sütterlin et al. 2011,6-14)*.

-Die Demenz ist der häufigste Grund für den Heimeinzug *(Ermini-Fünfschilling, Stähelein 1993, 446-452)*.

-Ca. 35% der über 90. Jährigen leiden an Demenz *(Kruse 2007, 50)*.

Sie gilt als häufigste Form der psychischen Störungen im Alter *(Lingg 2007, 69)*.

- 2005 lag der Anteil der dementen Pflegeheimbewohner bei 69%.

Welche Verhaltensauffälligkeiten weisen auf Demenz hin?

3. Demenzsymptome

-Fortschreitende Zerstörung der Leistungsfähigkeit des Gehirns
-Nur in seltenen Fällen heilbar
-Abnahme der Merkfähigkeit (Gedächtnis, Denkvermögen, Fähigkeit zu vernünftigen Urteilen, Informationsverarbeitung) in einem Ausmaß, dass die Alltagsaktivitäten beeinträchtigt sind.
-Zusätzlich kann es zu Wahn, Halluzinationen, depressiven Verstimmungen, Wesensveränderungen kommen.
-Die Symptome müssen mind. 6 Monate bestehen

4. Demenz ?
Hirnorganischer Natur

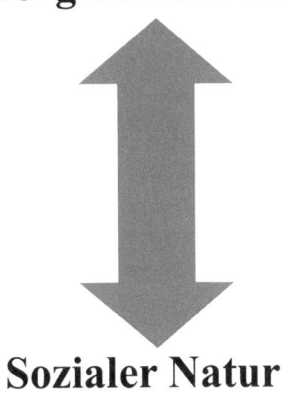

Sozialer Natur

4. Demenz als hirnorganisches oder soziales Phänomen?

-Im medizinischen Bereich werden **Verhaltensauffälligkeiten** im Zusammenhang mit einer Demenz meistens auf vorliegende **hirnorganische Veränderungen** zurückgeführt.

-„**Die Sozialwissenschaften tun sich schwer, Demenz als etwas anderes als ein bestehendes „Faktum" bzw. fortschreitende Krankheit wahrzunehmen."** *(Trescher 2014, 30)*

-**Kidwood** und **Trescher** schließen hirnorganische Veränderungen nicht aus, heben allerdings den Einfluss von sozialem und interaktivem Engagement hervor.

· Dies bestätigt auch die 2006 in Deutschland durchgeführte „**Iowa Studie".** Dort wurden 89 Gehirne von Demenzkranken nach dem Tod untersucht. Die Auswertung ergab, dass der hirnorganisch messbare Verfall und die Gradeinteilung der Demenz nicht immer übereinstimmten. Die Forscher schlussfolgerten, dass die Art und die Sozialkontakte entscheidend für das Auftreten der Demenz sind.

-**Kidwood ist der Meinung, dass die Sichtweise der pathologischen Hirnveränderungen uns davon abhält, soziales Engagement zu fördern und in selbige Richtung zu forschen** *(Kidwood 2008, 67).*

Wann bezeichnet man jemanden als dement?

-Die Demenz ist aus Sicht der Sozialwissenschaften eine Zuschreibung, welche die **Gesellschaft** aufgrund eines **bestimmten Verhaltens** macht.

-**Sie ist eine Form von Devianz (Abweichung) und das Resultat sozialer Reaktionen** *(Trescher 2014, 32)*.

-**Verwirrtheit** führt zu einer **geistigen und sozialen Entfremdung** einer **gemeinsamen Lebenswelt.** Eine **gemeinsame Lebenswelt** besteht aus **erfahrbarer Wirklichkeit** und **Teilhabe an gemeinsamen Lebenspraxen.** Beides ist bei Demenz nur bedingt möglich.

-**Die Frage ist nicht wer abweicht, sondern wie die anderen „Abweichen" definieren**

5. Sind Verhaltensauffälligkeiten krankheitsspezifischer Natur oder Hospitalisierungseffekt? Demenz als Hospitalisierungseffekt?

-Dr. Trescher sieht sie als Hospitalisierungseffekt.

-**Hospitalisierung nach** *Trescher 2014, 32*: **Seins verändernde negative Effekte bei einem Institutionsinsassen, die durch den Aufenthalt innerhalb der Institution selbst hervorgerufen werden, sowie psychosozial- emotionale und physisch- sensomotorische Deprivation.**

Definition Deprivation: „relativ oder absolut, subjektiv oder objektiv einen psychischen Entbehrungszustand durch Mangel, Verlust oder Entzug der Möglichkeiten, ursprüngliche (triebgesteuerte) oder erlernte (erfahrene) Bedürfnisse zu befriedigen." *(Böhm 2005, 145)*

Hospitalisierung nach Theunissen:

Der Anspruch auf Sozialkontakte, Bezugspersonen, einen Platz in der Gemeinschaft, Autonomie und Achtung der Persönlichkeit wird aberkannt (Theunissen 1982, 96).

Hospitalisierung nach Jantzen:

„Hospitalisierung erstreckt sich auf Lebensbedingungen unter denen Bedürfnisse, Interessen und Rechte betroffener Menschen keine ausreichende Berücksichtigung finden. Zudem wird den Bewohnern die Handlungsökonomie und Vernunftfähigkeit abgesprochen." (Jantzen 1998, 43)

-**Effekte der Hospitalisierung:** Der Pat. zieht sich zurück, wird träge oder widerspenstig, entwickelt sich zurück und zeigt stereotype Tics, krankhafte Unruhe, Schaukeln und Kopfschütteln, sowie Depression oder Aggressivität *(Jervis 1978, 89).*

4 Merkmale, die zu Hospitalisierung führen können nach *Theunissen 1998, 34:*
1. Überholte und fragwürdige   Alltagstheorien und Lehrmeinungen
2. Organisatorische institutionelle Hemmnisse
3. Pädagogische Einstellungen und Handlungsaspekte
4. Motivationale Aspekte und die Subjektseite der prof. Helfer

Ob es zu Schädigungen des Selbst kommt, hängt von der konkreten Lebenssituation und der persönlichen Krisenbewältigung bzw. den individuellen Bewältigungsstrukturen ab *(Theunissen 1998, 78).*

Seiner Meinung nach kann Hospitalisierung auch außerhalb der Einrichtung stattfinden (ambulanter Pflegedienst).

Demütigungstypen und Ebenen der Demütigung nach Trescher

6. Typen der Demütigung *(Trescher 2013, 75):*
1. Gefangenschaft
2. Überwachung und Regulierung
3. Öffentlichkeit der Defizite
4. Objektivierungen
5. Bevormundung
6. Infantilisierungen
7. Schikane

Gefangenschaft

- Kognitive Gefangenschaft
- Physische Gefangenschaft
- Soziale Gefangenschaft

- Isolation des Einzelnen

Es gibt 3 Typen von Gefangenschaft, diese beeinflussen und verstärken sich gegenseitig.

a) **Kognitive Gefangenschaft:** Leben in einer anderen Realität wird nicht von den Mitmenschen anerkannt (Bewohner wartet auf seine Frau, die verstorben ist). Demütigung entsteht am betroffenen Subjekt.

b) **Physische Gefangenschaft:** Menschen können Institutionen oder Station nicht verlassen. Es gibt abgegrenzte Bereiche, in denen nur das Personal Zutritt hat (Schleusen, Zäune).

c) Soziale Gefangenschaft: Resultiert aus den anderen beiden und steht in Wechselwirkung mit beiden.

-kein Zugang zur „Normalgesellschaft"

-Oft bestehen nur Sozialkontakte zur PP.

-Große Stationen verhindern Gemeinschaftsrituale und führen so zur sozialen Isolation.

-Keine Unterstützung   der Bewohner bei eingeschränkter Kommunikation, seitens des Personals.

-Keine festen Vergemeinschaftungs- Rituale führen zur Isolation des Einzelnen.

Überwachung und

Regulierung

Überwachung und Regulierung

„Die Überwachung schließt immer schon die Potenzialität der Regulierung mit ein." *(Trescher 2014, 37)*

-Überwachung findet physisch (an Körpern) statt. Ebenfalls findet soziale Regulierung statt.

-Das **Signalarmband** ist Symbol für Überwachung und Regulierung. Es ist Zugehörigkeitssymbol für die Demenzkranken und beinhaltet einen Pflegeauftrag.

Öffentlichkeit der Defizite

Heimeintritt ⟶ Stigmatisierung der Person, Master-Status

Mehrbettzimmer ⟶ Andere sehen das z.B. Lifter zum Einsatz kommen

Objektivierung

- Pauschale Kategorisierung ——→ Beim Heimeintritt
  Versorgung nach Defizit Kategorien z. B. Normalstation
  oder Demenzstation, Mann oder Frau

- Individuelle Kategorisierung ——→ Einstufung nach
  Arbeitsaufwand für die Pflegekräfte z.B. Pflegestufen

-Institutionelle Objektivierung
Grundhaltung des Heimes gegenüber
Bewohner z.B. Schwesternstützpunkt,
medizinische Leitbilder.

-Soziale Objektivierung:
Durch Experten (Arzt oder PP), Vollzug auf
technischer Ebene.

· **Unterlassung der Ehrerbietung**

„Unterlassungen der Ehrerbietung sind statuszuweisende Interaktionsrituale, die theoretisch auch vermieden werden könnten."
(Trescher, 2014, 39-40)

Bevormundung
-Gesellschaftliche Bevormundung z.B. Betreuer
-Institutionelle Bevormundung z.B. Aufenthaltsbestimmungsrecht
-Interaktive Bevormundung z.B. Unterstellung des Willen oder Zustandes

Infantilisierungen

* Strukturelle Infantilisierung: Kontrolle der Nahrungsaufnahme und des Aufenthaltes

* Interaktive Infantilisierung: Mit Vornamen ansprechen, öffentliches Waschen

* Degradierung zum Spielkind: Personal fordert kindliche Handlungen, bringt Kuscheltiere

* Entsexualisierung: Bewohner wird der Sexualtrieb abgesprochen, gleichgeschlechtliche Mehrbettzimmer

Schikane

„Bei der Schikane handelt es sich um Handlungen, die vorwiegend der Diffamierung des Anderen dienen, (…)." *(Trescher 2014, 41)*

* Diffamierung ➡ gezielte Verleumdung Dritter

* Sie dient dem Eigennutzen des Täters, ist unnötig und vermeidbar

7. Ebenen der Demütigung:

1. **Interaktionsebene: (face to face Kommunikation)**
2. **Institutionsebene (durch Heimstruktur)**
3. **Demütigungen auf gesamtgesellschaftlicher Ebene**

-Alle Ebenen bedingen sich gegenseitig.

-Demütigungen sind an der Tagesordnung und manchmal unvermeidbar.

-Sie können durch die Diagnose Demenz, durch die Einrichtung oder durch Einzelpersonen entstehen.

-Heimstrukturen können, müssen allerdings keine Schikane erzeugen. (Interaktionsebene)

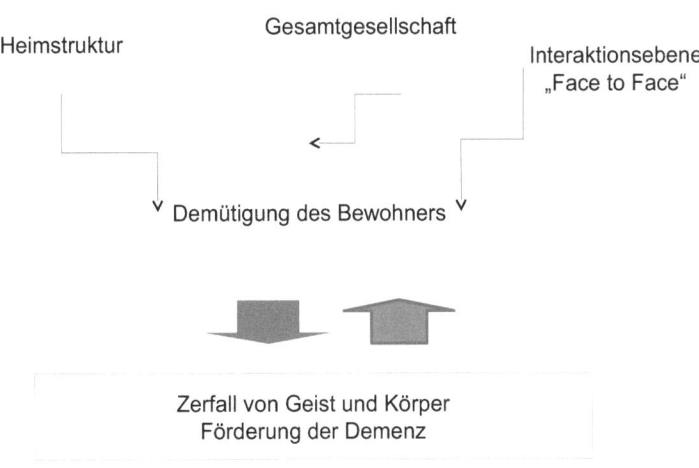

8. Schlussfolgerungen von Dr. Trescher:

„**Die Pflegewissenschaft ist praxisbezogen und selbst das Problem, wenn sie pädagogische Konzepte bereitstellt, die wiederum als Lösungsansätze dienen.**" *(Trescher 2013, 330ff)*

-Konzepte aus der Pflegewissenschaft erzeugen Demütigungsstrukturen und hospitalisieren die Menschen, was zu einer Verstärkung der Demenzsymptome führen kann.

-Es soll sich Konzepte aus der Behindertenpädagogik bedient werden.

Folgende Konzepte kommen in betracht:

1. Empowerment

2. Persönliches Budget aus der Desinstitutionalisierungsdebatte der Sonderpädagogik

3. Teilhabe und Inklusion (Normalisierungsprinzip)

4. Führen und Wachsen nach Litt (Begleiten und Geschehen lassen)

8. Literaturverzeichnis

-Böhm, W. (2005): Deprivation. In: Winfried Böhm (Hg.): Wörterbuch in der Pädagogik. 16. Auflage. Stuttgart: Kröner Verlag, 145

-Ermini, F., Stähelein D., (1993): Gibt es eine Prävention der Demenz? In: Zeitschrift für Gerontologie und Geriatrie JG 26 (H6), S 446-452

-Jantzen, W. (1898): Enthospitalisierung und verstehende Diagnostik. In: Georg T. (Hrsg.): Enthospitalisierung- ein Etikettenschwindel ? Neue Studien, Erkenntnisse und Perspektiven der Behindertenhilfe. Bad Heilbrunn: Klinkhardt, S.43

-Jervis, G. (1978): Kritisches Handbuch der Psychiatrie. Frankfurt am Main: Syndikat

-Kidwood, T. (2008): Demenz. Der person-zentrierte Ansatz im Umgang mit verwirrten Menschen. Bern: Hans Huber Verlag

-Kruse, A. (2007): Alter. Was stimmt? Die wichtigsten Antworten. Freiburg im Breisgau: Herder Freiburg, S. 50

-Lingg, A. (2007): Demenz. In: Georg T. , Wolfram K. und Kerstin S. (Hrsg.): Handlexikon Geistige Behinderung. Schlüsselbegriffe aus der Heil und Sonderpädagogik, Sozialen Arbeit, Medizin, Psychologie, Soziologie und Sozialpolitik. Stuttgart: Kohlhammer, S. 69

Sütterlin, S., Hosmann, I., Klingholz R. (2011): Demenzreport. Wie sich die Regionen in Deutschland, Österreich und der Schweiz auf die Alterung der Gesellschaft vorbereiten können. 1. Auflage Hrsg. vom Berlin Institut für Bevölkerung und Entwicklung. S6-14

-Theunissen, G. (1998): Empowerment und Enthospitalisierung. In: Georg T. (Hrsg.) Enthospitalisierung- ein Etikettenschwindel? Neue Studien, Erkenntnisse und Perspektiven in der Behindertenhilfe. Bad Heilbrunn: Klinkhardt, S. 62-93

-Theunissen, G. (1982): Abgeschoben, isoliert, vergessen. Schwerstgeistigbehinderte und mehrfachbehinderte Erwachsene in Anstalten. Beiträge zur Sozialpsychiatrie, Behindertenpädagogik, ästhetischen Praxis und sozialen Integration. Frankfurt/Main: R.G. Fischer, S. 96

-Trescher, H. (2014): Demenz als Hospitalisierungseffekt? Demenz als sonderpädagogische Herausforderung! Behindertenpädagogik, 53 (1), S.30-46

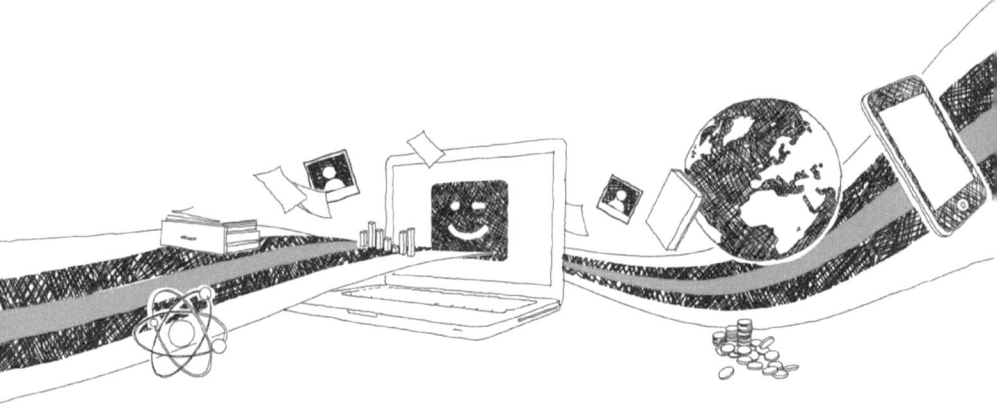
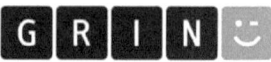